CONTRIBUTION A L'ÉTUDE

DES INDICATIONS ET CONTRE-INDICATIONS

DE L'ÉSÉRINE

DANS LE TRAITEMENT DES KÉRATITES

ET DES ABCÈS DE LA CORNÉE

PAR

Octave DUVAU

DOCTEUR EN MÉDECINE DE LA FACULTÉ DE PARIS

Médecin-stagiaire au Val-de-Grâce

PARIS

ALPHONSE DERENNE

52, Boulevard Saint-Michel, 52

1881

CONTRIBUTION A L'ÉTUDE

DES INDICATIONS ET CONTRE-INDICATIONS

DE L'ÉSÉRINE

DANS LE TRAITEMENT DES KÉRATITES

ET DES ABCÈS DE LA CORNÉE

PAR

Octave DUVAU

DOCTEUR EN MÉDECINE DE LA FACULTÉ DE PARIS

Médecin-stagiaire au Val-de-Grâce

PARIS

ALPHONSE DERENNE

52, Boulevard Saint-Michel, 52

1881

A LA MÉMOIRE DE MON PÈRE

A MA MÈRE

A MES PARENTS

A MES AMIS

A MES MAITRES

DES INDICATIONS ET CONTRE-INDICATIONS

DE L'ÉSÉRINE

dans le traitement des Kératites et des abcès de la Cornée

Après avoir examiné successivement les différentes affections oculaires dans lesquelles le collyre au sulfate neutre
d'ésérine lui avait paru indiqué, M. Galezowski, dans un
remarquable travail, publié dans le Recueil d'ophtalmologie
de 1879 concluait en ces termes : « Plus on étudie l'effet
thérapeutique de ce médicament, plus on se convainc de
son utilité, néanmoins il ne faut pas pousser trop loin son
application, de crainte de tomber dans des exagérations,
car on arriverait facilement à discréditer un médicament
dont l'utilité est incontestable. »

Sans entrer dans la discussion des effets de l'ésérine
dans les conjonctivites de fièvre de foin, dans le glaucome,
dans certaines formes d'iritis et d'irido-choroïdites, dans les
amblyopies alcooliques, dans l'héméralopie endémique et
de son utilité dans les opérations de la cataracte, nous nous
proposons d'étudier les indications et les contre indications

Duvau   2

de cet alcaloïde dans le traitement des kératites et des abcès de la cornée.

Nous avons eu depuis dix mois la bonne fortune d'observer à la clinique de M. le docteur Dehenne les avantages et les inconvénients de cette médication. Nous soumettons aujourd'hui à l'appréciation de nos juges les observations que nous avons recueillies et celles qui nous ont été communiquées. Les conclusions qui en découlent concordent parfaitement avec les vues théoriques sur l'action physiologique de ce médicament.

Qu'il nous soit permis d'adresser ici nos remerciements à M. le professeur Béclard, qui a bien voulu nous faire l'honneur d'accepter la présidence de notre thèse et à M. le docteur Dehenne pour les conseils bienveillants qu'il n'a cessé de nous prodiguer.

INTRODUCTION. HISTORIQUE

La fève du Calabar est la semence du physostigma vene-
nosum, plante grimpante de la famille des légumineuses.
Elle croît sur les côtes occidentales de l'Afrique, notamment au Vieux Calabar, au Gabon et dans la Guinée.

Le principe actif de cette semence, connu d'abord à l'état
impur, a été désigné sous le nom de physostigmine. Vée
l'ayant obtenu plus tard à l'état cristallisé, en étudia les
effets avec Leven. Il l'appela ésérine, du mot éséré employé
par les naturels du Vieux Calabar pour désigner le végétal
qui produit la fève.

Les propriétés de la fève du Calabar ne commencèrent à
être connues en Europe que vers 1846, époque où des
missionnaires d'Écosse en donnèrent une première description et annoncèrent les effets qu'elle produisait sur les naturels du pays. Christion (1855), Sharpey (1858), l'étudièrent sur les animaux. Balfour (1860) en publia
ensuite une description botanique complète. Deux ans
après, Fraser (d'Édimbourg) découvrit la curieuse action
qu'elle exerce sur la pupille ; au commencement de 1863,
Robertson démontra que cette substance produit le spasme
de l'accommodation ; Bowman, Harley, Graefe, Quaglino,
Donders, Hamer, Giraldès, Necker, Warlomont, Rosen-
thal dans la même année en étudièrent les propriétés physiologiques et thérapeutiques.

L'ésérine n'a été employée pendant longtemps que

comme un myotique et dans le seul but de combattre la mydriase. Galezowski démontra qu'elle n'a pas seulement la propriété de contracter la pupille, mais qu'elle amène des modifications très marquées dans la nutrition et l'innervation de l'œil, et qu'elle peut de cette façon contribuer à la guérison d'abcès et d'ulcères de la cornée.

Le travail qu'il communiqua à la *Société de chirurgie* le 10 octobre 1866 et qui se trouve reproduit dans l'*Union Médicale* de la même époque, contient plusieurs observations d'abcès cornéens guéris par l'ésérine dans des cas où l'atropine resta sans effet. Depuis cette époque il n'a cessé de recommander, contre certaines formes d'abcès cornéens, cet alcaloïde qui a pris rang aujourd'hui parmi les moyens usuels de la thérapeutique oculaire.

Le sulfate neutre d'ésérine ne doit pas être employé à plus forte dose qu'au centième. Au millième et au cinq centième, il conserve une puissance d'action suffisante pour qu'on n'ait pas besoin de recourir à des doses plus élevées.

L'ésérine est une base peu soluble dans l'eau, mais soluble dans l'alcool, dans l'éther, dans le chloroforme. La solution, transparente et incolore pendant les premières vingt-quatre heures, prend au bout de un ou deux jours une teinte rosée qui devient de plus en plus foncée et arrive même à la coloration rougeâtre après trois ou quatre mois. Ce changement de couleur indiquerait une altération du principe actif dont l'action deviendrait alors presque nulle. L'analyse faite par M. Petit d'une solution au cinq centième qui datait de deux années a démontré qu'on peut y découvrir la présence de l'ésérine, mais elle se serait transformée en un nouveau sel.

Il est certain que l'eau est la cause de cette oxydation et de la destruction de l'alcaloïde. En le faisant préparer sous forme de pommade avec la vaséline qui reste toujours anhydre, il peut se conserver très longtemps.

Voici la formule de cette pommade :

Vaséline 5 grammes.

Sulfate neutre d'ésérine un centigramme.

On en introduit dans l'œil gros comme un petit pois. Un autre mode d'application consiste à laisser chauffer légèrement cette pommade qui devient liquide et on en instille une ou deux gouttes dans l'œil malade.

EFFETS DE LA FÈVE DU CALABAR

D'après les récits des missionnaires, cette substance est administrée comme poison d'épreuve, par les naturels du Calabar, aux gens soupçonnés de sorcellerie. La dose est de 12 à 100 fèves, et ce qu'il y a de remarquable c'est que l'ingestion d'un petit nombre de fèves est plus dangereuse que celle de plusieurs. Dans ce dernier cas l'estomac et l'intestin les rejettent le plus souvent aussitôt, de sorte que le poison ne fait que traverser le tube digestif. Le Fort rapporte que soixante enfants s'empoisonnèrent accidentellement à Liverpool, le 11 août 1864, avec des fèves qui avaient été perdues près du port, en déchargeant un bâtiment. Un seul de ces enfants, n'ayant pu vomir, mourut, tandis que tous les autres qui avaient vomi, guérirent quoique quelques-uns eussent mangé jusqu'à quatre ou cinq fèves. James Irvine raconte aussi que deux duellistes déterminés sont morts après avoir pris chacun la moitié d'une fève, tandis qu'une femme soumise comme sorcière au poison d'épreuve, en ayant ingéré plusieurs douzaines, vécut de longues années.

D'après J. Harley, les symptômes consistent en une paralysie graduelle des muscles volontaires : le patient a le regard stupide, il éprouve du vertige ; ses muscles cessent d'obéir à sa volonté, sa démarche est celle de l'ivresse ; sa respiration devient laborieuse, son pouls est faible et petit ; son corps se refroidit et se couvre de sueur ; enfin il s'affaisse complètement et meurt sans de grandes souffrances apparentes. Lorsqu'il vient à être saisi d'un dévoiement ou de vomissements, cette circonstance, dans la plupart des cas, lui sauve la vie.

On doit ajouter à ces données, pour avoir un tableau abrégé, mais fidèle des symptômes toxiques extérieurs, que les accidents se manifestent cinq ou six minutes après l'ingestion du poison, que le patient éprouve une soif excessive, une sensation de constriction de la gorge, une salivation abondante, que la pupille est *assez souvent* contractée (elle l'est toujours lorsque la substance est appliquée sur l'œil), qu'enfin il se produit parfois des contractions spasmodiques.

ACTION SUR LE SYSTÈME NERVEUX

D'après les expériences de Sharpey et de Harley, la fève de Calabar n'a aucune influence sur l'irritabilité musculaire, ni sur les nerfs sensitifs ; elle n'agit que sur les nerfs moteurs.

Les membres sont paralysés non par suite de l'action du poison sur les muscles, qui obéissent encore parfaitement au galvanisme, mais par suite d'une action exercée sur les nerfs seulement. Si l'on met à nu le nerf sciatique d'un animal empoisonné avec la fève, et si l'on applique ensuite le galvanisme, aucune contraction n'a lieu ; au contraire, dès que l'électricité est appliquée aux muscles eux-mêmes, de violentes contractions se produisent aussitôt. La fève du Calabar est donc un agent paralyso-moteur et ce sont les extrémités des nerfs de mouvement qui sont paralysées.

Les battements du cœur persistent, mais s'affaiblissent rapidement pour s'arrêter lorsque les ganglions auto-moteurs sont atteints. D'après Bartholow, le cœur s'arrête, sous l'influence de l'ésérine, lors même que la dixième paire est coupée. C'est par l'arrêt du cœur que la mort arrive chez les animaux à sang froid. Les animaux à sang chaud meurent d'asphyxie à moins qu'on n'entretienne la respiration artificielle, la cessation des mouvements respiratoires précédant l'arrêt des battements cardiaques.

ACTION SUR LES SÉCRÉTIONS ET LES EXCRÉTIONS

Nous avons déjà dit que la fève de Calabar peut provoquer la diarrhée et que ce résultat est d'un bon augure dans l'intoxication par cette substance. D'après Fraser, la diarrhée est due à une hypersécrétion intestinale qui se produit en même temps que les hypersécrétions salivaire et lacrymale. Watson a observé de son côté non-seulement des gardes-robes liquides mais des sueurs profuses, des urines abondantes, le flux salivaire et l'écoulement des larmes. De Wecker, au contraire, a été frappé de la diminution de la sécrétion conjonctivale sous l'influence du collyre au sulfate neutre d'ésérine.

ACTION SUR LA PUPILLE

Cette action est celle qui a attiré le plus l'attention des physiologistes et des thérapeutistes.

Quand on a introduit dans l'œil une préparation de fève du Calabar, on observe après un temps qui varie de cinq à quinze minutes, suivant le degré de solubilité et de concentration de la préparation employée, un rétrécissement remarquable de l'ouverture pupillaire. La contraction atteint son maximum au bout de quarante ou cinquante minutes. La pupille devient tellement petite qu'il est impossible d'éclairer le fond de l'œil ; en même temps la vue devient très trouble. Des cercles de diffusion empêchent de voir nettement les objets ; d'autre part, par suite de la contracture du muscle accommodateur, la vue devient myope et impropre à percevoir les objets à toutes les distances.

A. Reuss qui a étudié l'action de l'ésérine sur l'œil normal, a recherché quelle est la marche du déplacement du punctum remotum sous l'influence des instillations de cet alcaloïde. Il a construit pour chaque cas la courbe qui représente le phénomène. Il a signalé l'inégalité d'action de l'ésérine chez les différents individus. D'après lui, l'ésérine diminue constamment la longueur du rayon de courbure cornéenne et cette diminution a une marche ascendante et descendante. Ce dernier effet, celui sur le muscle ciliaire, devance un peu, dans le temps, celui qu'il exerce sur la courbure cornéenne. Les deux effets, on le conçoit, agissent dans le même sens, pour ce qui regarde le punctum remotum. Le raccourcissement du rayon de courbure, tout en étant très constant sous l'influence de l'ésérine, est cependant très minime et n'a pas dépassé jusqu'ici 0,04^{mm}.

Lorsque sur un même animal, on instille dans un œil une solution d'ésérine ou d'un extrait de fève du Calabar, et, dans l'autre œil, une solution d'atropine, on remarque que chacune de ces solutions agit à sa manière ; de sorte que la pupille de l'œil qui a reçu l'ésérine se contracte, tandis que celle qui a reçu l'atropine se dilate.

On remarque, en outre, que la fève du Calabar a une action plus prompte que la belladone.

Si, lorsque les choses sont en cet état, on verse une solution d'atropine sur l'œil qui avait reçu de l'extrait de fève du Calabar, et une solution de cet extrait sur l'œil qui avait reçu de l'atropine, on voit la pupille qui était contractée se dilater, et celle qui était dilatée se contracter, de sorte que l'ésérine et l'atropine sont antagonistes, du moins lorsqu'elles sont appliquées sur l'œil.

L'effet immédiat de l'ésérine est intéressant à étudier au point de vue de quelques phénomènes nerveux qu'il développe chez certains individus. Ce sont notamment des douleurs et des vomissements.

L'instillation de l'ésérine, d'après Galezowski, s'accompagnerait souvent d'une sensation très douloureuse au front et à la tempe, qui ne durerait que quelques minutes, une demi-heure au plus, et se dissiperait ensuite. Mais cette douleur peut devenir beaucoup plus intense, se prolonger pendant plusieurs heures et occuper toute la moitié de la tête. En présence d'une névralgie qui atteindrait ce degré d'intensité, on renoncerait à l'emploi de l'ésérine, et on le remplacerait par le collyre à la pilocarpine qui n'a pas les mêmes inconvénients.

Les vomissements qu'on a observés quelquefois accompagnent la névralgie frontale, et ils durent tout le temps que l'action de l'ésérine se prolonge sur l'œil. On peut se demander s'ils résultent d'une action particulière de l'alcaloïde sur l'organisme, ou s'ils ne sont que la conséquence des tractions exercées par lui sur le muscle accommodateur. C'est ce qui sera intéressant à démontrer en employant chez ces individus tantôt l'ésérine, tantôt la pilocarpine.

Ces expériences ont été faites par Galezowski sur un malade atteint de paralysie complète de la pupille et du muscle accommodateur. La solution d'ésérine, d'abord employée, a déterminé des douleurs de tête et des vomissements qui se renouvelaient à chaque instillation. Le collyre à la pilocarpine auquel il eut alors recours produisit des effets analogues et peut-être même à un degré plus violent.

Ce fait prouverait, d'après lui, d'une manière concluante que ce n'est pas à l'action toxique et spéciale à tel ou tel myotique qu'il faut rapporter les phénomènes des névralgies et des nausées qu'éprouvent les malades, mais bien réellement à l'action de ces alcaloïdes sur les fibres de l'iris et du muscle accommodateur, et par conséquent sur les nerfs ciliaires qui concourent à cette contraction.

Nous ajouterons que ces phénomènes nerveux sont loin

d'être constants, et que, pour notre part, nous ne les avons jamais observés.

L'atropine diminue la congestion de la conjonctive bulbaire, l'ésérine, au contraire, congestionne plus ou moins les capillaires péricornéens. Après deux ou trois instillations par jour de ce collyre dans un œil sain, on observe une injection périkératique très marquée en même temps que la contraction de la pupille. Cette hypérémie est due incontestablement à l'action de l'alcaloïde sur les fibres nerveuses lidatatrices des vaisseaux, fibres décrites par Gimbert et dont l'excitation détermine la dilatation des veines et des artères de la cornée. Il semble donc que l'ésérine ait une action excitante sur les nerfs trophiques de la cinquième paire et hyposthénisante sur les nerfs du grand sympathique.

De Wecker admet cette action de l'ésérine sur la musculature des parois vasculaires qu'elle contracte et rend propres à la diapédèse. Le fait de la diminution dans la sécrétion de la conjonctive n'est aussi pas autre chose qu'une réduction apportée à la diapédèse, ce que l'on pourrait, d'après M. Laqueur, constater par la diminution du calibre des vaisseaux conjonctivaux visibles à l'œil. Cette action antidiapédésique ne se manifesterait pas seulement sur les vaisseaux superficiels, mais atteindrait encore les vaisseaux profonds de l'œil.

Wéber prétend aussi qu'une application topique de l'ésérine produit sur toutes les fibres contractiles non striées, le même effet que sur celles du muscle ciliaire. Ainsi à l'ophtalmoscope il a observé des contractions vermiculaires des vaisseaux rétiniens et choroïdiens se répétant de huit à dix fois par minute. L'ésérine, appliquée localement sur la membrane interdigitale de la grenouille, provoque des pulsations dans les plus petites artères.

L'alcaloïde paraît avoir une influence analogue sur les muscles extrinsèques de l'œil ; du moins, sous son application, voit-on augmenter le pouvoir de fusionner les images doubles.

L'opinion de Gałezowski, au sujet de l'action de l'ésérine sur les parois vasculaires, admise et corroborée par de Wecker, Wéber et Laqueur, n'est pas partagée par M. le docteur Le Guaita. Les expériences qu'il a instituées sur la grenouille et le lapin, l'ont convaincu que l'alcaloïde appliqué localement n'a point d'action sur les vaisseaux sanguins ni directement par les fibres musculaires lisses, ni par les fibres nerveuses vaso-motrices.

Ces expériences ont été plusieurs fois répétées sur la langue, sur le mésentère et sur la membrane interdigitale de la grenouille, avec de fortes solutions d'ésérine de Petit à 1/100, récemment préparée, et les résultats ont toujours été négatifs. Pour étudier l'action topique directe du médicament, Le Guaita après avoir étendu la langue sur le porte-objet, soulève et arrache une certaine étendue de l'épithélium de manière à découvrir les fibres musculaires et les vaisseaux pour appliquer immédiatement sur eux la solution d'ésérine, et dans ces conditions il n'a jamais vu se produire une variation dans le courant sanguin.

De même après avoir immédiatement appliqué l'alcaloïde sur un vaisseau dénudé, il n'a jamais vu s'effectuer de changement dans son calibre qu'il mesurait au micromètre.

Le Guaita pense que la seule excitation des vaisseaux de la troisième paire suffit pour produire le myosis, parce que les fibres circulaires de l'iris sont bien plus puissantes que les fibres rayonnées et qu'il est inutile de faire intervenir la paralysie du grand sympathique pour expliquer le phénomène.

Les expériences de Donders et Hamer avaient déjà contredit l'action paralysante du Calabar sur les rameaux du sympathique qui meuvent les fibres rayonnées de l'iris. Ces auteurs prouvèrent qu'en coupant au lapin le sympathique d'un côté en appliquant le Calabar dans les deux yeux, le myosis était plus prononcé du côté où le nerf avait été coupé.

De Wecker dans sa première communication sur l'ésérine, lui attribuait en outre d'une propriété irritative des fibres musculaires lisses des vaisseaux et par conséquent d'une influence directe sur la diapédise, une action antiseptique à laquelle devait être rapportée le nettoyage rapide des ulcères cornéens et leur cicatrisation par des taches peu apparentes. Il n'en est rien, car le professeur Schmit-Rimpler, ayant fait à son instigation des recherches à ce sujet a trouvé que ni l'ésérine, ni l'atropine ne possédaient une telle propriété comme on l'observe, au contraire, pour le chlore et l'acide salicylique. En effet des bactéries et des champignons se développent très bien dans des solutions même de 5/100 d'érésine, et le mélange de cet alcaloïde avec le sécrétion infectante d'une blennorrhée du sac lacrymal, n'ôte nullement à cette dernière ses propriétés virulentes.

Pendant longtemps on a considéré l'atropine comme un

moyen très puissant, servant à combattre la tension intra-oculaire; les théories et les explications ne manquent pas à l'appui de cette opinion.

Aujourd'hui, une opinion opposée tend à prévaloir: c'est l'atropine qui augmente la tension intra-oculaire et c'est l'ésérine qui la diminue.

De nombreuses recherches physiologiques démontrent qu'à l'état normal, ni l'atropine, ni l'ésérine ne sont capables d'influencer d'une manière sensible la tension intra-oculaire. L'expérience clinique, d'autre part, montre jusqu'à l'évidence que dans certains cas pathologiques, le glaucome par exemple, l'atropine augmente et l'ésérine diminue la même tension dans une mesure très sensible; témoin le glaucome aigu survenant après une instillation d'atropine et la diminution bien sensible de la tension oculaire dans le glaucome sous l'influence de l'ésérine.

M. Laqueur, professeur à Strasbourg, pense qu'il y a dans l'œil normal un mécanisme de compensation qui neutralise l'action de ces deux alcaloïdes sur la tension intra-oculaire et que ce mécanisme n'agit plus dans les cas pathologiques.

Cet auteur n'a tenté l'emploi de l'ésérine dans le glaucome qu'en se basant sur le fait que son antagoniste, l'atropine, provoque parfois cette affection, celle-ci doit être guérie par l'ésérine, grâce à son action inverse. En réalité les recherches expérimentales et cliniques ont prouvé la vertu antiglaucomateuse de l'alcaloïde de la fève du Calabar. Malheureusement cette action peut d'autant moins se révéler que le glaucome est arrivé à une période plus proche de son évolution complète, car l'exagération de la pression qui s'accuse alors progressivement s'oppose à son absorption par l'œil, et rend plus ou moins nulle son action constrictive sur les parois des vaisseaux, ainsi que la réduction dans la sécrétion qui en résulte. Mais sa puissance thérapeutique se manifeste surtout lorsqu'il s'agit de prévenir les phénomènes glaucomateux.

D'après M. Laqueur, l'ésérine ne pourra jamais remplacer l'iridectomie, surtout dans le glaucome aigu. C'est un excellent moyen palliatif qui permettra d'attendre quelques jours avant d'opérer dans les cas de glaucome aigu, fait important si l'on songe aux difficultés de l'iridectomie dans certains cas de ce genre. Quels sont les effets mécaniques résultant du rétrécissement de la pupille?

Sous l'influence du sulfate d'ésérine, la pression dans la chambre antérieure diminue d'une façon notable, tandis que la pression dans le corps vitré augmente. Ces faits ont été constatés par Adolphe Weber par des mensurations tonométriques et d'ailleurs ils ressortent d'observations faites dans certains cas d'ulcères cornéens : la vésicule proéminente d'un kératocèle diminue et s'aplatit tout à fait sous l'influence de l'ésérine. Cette action est donc directement opposée à celle de l'atropine qui produit une diminution de pression dans le corps vitré et une augmentation de pression dans la chambre antérieure. Cet effet de l'atropine est démontré par des mensurations tonométriques et par l'observation de certains faits cliniques.

Weber cherche leur explication dans les conditions mécaniques où se trouve l'iris. Cette membrane, bombée en avant par le cristallin, tend, sous l'influence de l'ésérine, à se placer dans toute son étendue dans son plan d'inser-

tion ciliaire, c'est-à-dire vers son centre, elle s'applique for-
tement contre le cristallin. Elle forme avec ce dernier et
avec son ligament suspenseur, comme un diaphragme
étendu entre le corps ciliaire et la chambre antérieure,
diaphragme capable de supporter plus de pression venant
du corps vitré.

Si, après cela, on considère l'action de l'atropine, on
comprend facilement que sous son influence les conditions
mécaniques soient tout autres ; le diaphragme étendu entre
le corps vitré et l'humeur aqueuse dans la chambre antérieure est affaibli et les différences de pression peuvent s'ef-
facer plus ou moins. D'ailleurs il paraît que dans les conditions normales, la pression est un peu plus forte dans le
corps vitré que dans la chambre antérieure. Laqueur
admet la théorie de Ad. Weber mais il insiste cependant
sur l'action excitante de l'ésérine sur les fibres musculaires
lisses. L'alcaloïde en provoquant des contractions dans les
vaisseaux choroïdiens, comme l'ont démontré E. Harneck
et L. Withowski, influence ainsi favorablement la pression
intra-oculaire.

La théorie la plus plausible et la plus généralement ac-
ceptée pour expliquer la contraction remarquable de la
pupille par l'ésérine est la suivante :

On sait que les artères ciliaires traversent le muscle ciliaire tandis que les veines de ce nom ne le traversent pas.
Par conséquent si ce muscle est relâché par suite de la paralysie des rameaux du sympathique qui l'innervent, les
artères se dilatent, le sang afflue en plus grande quantité
dans les larges capillaires de l'iris et la pupille se contracte.
Telle est, d'après Ch. Legros, l'explication du rétrécisse-

ment pupillaire dans un grand nombre de circonstances, et dans beaucoup de cas où était naguère difficile de s'en rendre compte. Rouget avait bien admis que la congestion oculaire produisait une contraction pupillaire mais il n'avait pas fait intervenir le cas particulier où le muscle ciliaire était paralysé. Quant à la paralysie de ce muscle, elle est la conséquence de l'action de l'ésérine sur les extrémités terminales des rameaux du sympathique. Elle a lieu immédiatement quand la substance active est appliquée sur l'œil, mais elle se produit moins rapidement, lorsqu'elle a été ingérée dans le tube digestif, parce que de même que dans l'action du curare et des autres paralysomoteurs, les effets sur le grand sympathique sont ultérieurs aux effets sur les nerfs moteurs et qu'on ne peut les observer qu'en entretenant la respiration artificielle.

En résumé la fève du Calabar paralyse, comme le curare, l'extrémité des nerfs moteurs. Elle agit plus rapidement que celui-ci sur le système du grand sympathique. La paralysie du sympathique nous explique la contraction de la pupille par suite du relâchement du muscle ciliaire ; elle nous explique la diarrhée par suite de la dilatation des vaisseaux et de l'hypersécrétion intestinale consécutive à cette dilatation. La paralysie des nerfs moteurs nous explique enfin l'impossibilité des mouvements, puis la mort qui arrive soit par asphyxie, soit par syncope.

La cornée est une membrane transparente, placée en avant de la sclérotique. Petit évalue son épaisseur à un sixième de ligne et croit cette dimension uniforme dans toute son étendue. Par des mensurations très précises, Sappey a établi que chez l'adulte l'épaisseur de la cornée est moindre au centre qu'à la périphérie où elle atteint des dimensions qui varient, suivant les yeux, entre 0^m, 7^m et 0^m, 9^m. Chez le fœtus la portion centrale de la cornée aurait des dimensions plus grandes que les bords de cette membrane.

Structure. — Grâce à de nombreux travaux entrepris depuis une vingtaine d'années, les notions que nous possédons sur le tissu de la cornée se simplifient, et quoiqu'au premier abord on remarque d'assez grandes différences dans les interprétations des auteurs qui ont travaillé la question, néanmoins toutes les descriptions tendent vers une même structure.

On peut lui considérer trois couches :

1° *Couche antérieure épithéliale.* — Elle se compose d'un épithélium et d'une membrane qui le soutient. L'épithélium est pavimenteux, il se continue avec celui de la conjonctive. Au centre de la cornée ce sont des cellules aplaties, disposées sur une seule couche, tandis qu'au voisinage de la circonférence de cette membrane il existe plusieurs couches superposées dont les plus profondes sont en partie polyédriques et en parties sphériques.

La lame élastique de Bowman soutient l'épithélium, elle est mince et ne peut pas être suivie à plus de 2 millimètres au delà de la circonférence de la cornée. C'est dans son épaisseur qu'on trouve les seuls vaisseaux existant dans la cornée.

2° *Tissu cornéen*. — Si quelques anatomistes considèrent encore cette membrane comme cartilagineuse, il faut dire que les micrographes sont aujourd'hui d'un accord unanime pour admettre que les éléments du tissu cornéen sont des fibres de tissu conjonctif identiques à celles de la sclérotique et se continuant sans ligne de démarcation avec elles. Quelques-uns admettent encore que la transparence de la cornée est due à une grande quantité d'eau qui imbibe cette membrane ; or, M. Sappey a démontré que cette quantité ne diffère pas sensiblement de celle que l'on trouve dans la sclérotique. La transparence est due à la quantité de la matière amorphe, qui réunit les fibres du tissu cellulaire et qui est homogène et transparente.

Les fibres du tissu conjonctif forment des lamelles que l'on parvient à séparer par la dissection. Entre ces lamelles on constate des corpuscules étoilés s'anastomosant par leurs prolongements creux. Ce sont ces corpuscules qui, devenant le siège d'une prolifération rapide, régularisent les bords des ulcérations de la cornée et réparent ses pertes de substance.

3° *Couche postérieure épithéliale ou membrane de Descemet*. — L'épithélium de cette membrane est constitué par une couche de cellules pavimenteuses appliquées sur la face interne d'une membrane amorphe, très brillante.

C'est la lame élastique postérieure de Bowman, que

M. Rouget et d'autres anatomistes appellent membrane anhyste et qui sépare le tissu cornéen de la membrane de Descemet. Lorsqu'on la déchire, elle revient sur elle-même, en se contournant en vertu de son élasticité (Kolliker). Cette membrane déborde la cornée, et à un millimètre environ, au delà de la cornée, sur la sclérotique même, elle forme un épaississement connu sous le nom d'anneau tendineux de Dollinger, qui constitue la paroi postérieure du canal de Schlemm.

Après avoir formé l'anneau tendineux de Dollinger, la lame élastique se réfléchit sur toute la circonférence de la chambre antérieure de l'œil et se porte, en se divisant en lanières, sur la face antérieure de l'iris où elle se perd. On donne le nom de ligament pectiné de Hueck à la portion réfléchie de la lame élastique. En se réfléchissant sur l'iris, ce ligament pectiné limite un canal prismatique et triangulaire, formé d'autre part par la sclérotique et l'iris. Ce canal est placé immédiatement en avant du canal de Fontana et communique, par les intervalles qui séparent les lamelles du ligament pectiné, avec la chambre antérieure.

Vaisseaux et nerfs. — La cornée proprement dite ne possède pas de vaisseaux. Ceux qu'on rencontre dans la kératite sont des vaisseaux de nouvelle formation développés sous l'influence de l'inflammation. Les seuls vaisseaux qu'on trouve dans cette membrane sont des anses vasculaires dont la convexité regarde le centre de la cornée ; ces anses appartiennent aux vaisseaux de la conjonctive, se trouvent seulement dans la lame élastique antérieure et ne s'étendent pas au delà de un ou deux millimètres de la cornée.

Les nerfs y ont été découverts par Papenhiem. Ils sont

extrêmement fins et dépourvus de myéline. M. Kolliker croit qu'ils s'anastomosent entre eux dans la cornée et qu'ils se terminent par des extrémités libres.

Nutrition de la cornée. — On trouve, comme nous l'avons déjà dit, dans le tissu cornéen des cellules plasmatiques étoilées et des tubes plasmatiques communiquant entre eux. Ces cellules et ces tubes sont remplis d'un liquide transparent qui sert, de l'avis des physiologistes, à la nutrition de la cornée.

Ce liquide est porté par imbibition dans les tubes plasmatiques ; il provient des vaisseaux nombreux qui forment un cercle périkératique autour de la cornée dans l'épaisseur de la conjonctive et de la sclérotique. Ce qui semble donner du poids à cette opinion, c'est que les ulcérations de la cornée sont presque toujours précédées d'une lésion du cercle périkératique consistant en une congestion inflammatoire des plus considérables. L'ulcération, dans tous les cas, est située dans le voisinage de la phlegmasie conjonctivale.

KÉRATITE

La dénomination du kératite est appliquée depuis le commencement du siècle aux inflammations de la cornée.

Les diverses opinions émises sur la pathogénie des kératites se trouvent intimement liées aux idées qui, à diverses époques, ont régné sur la nature de l'inflammation elle-même. Transparente, facilement accessible et dépourvue de vaisseaux, la cornée offre, en effet, un champ d'expérience très propice.

Première opinion. — Au commencement de ce siècle la doctrine de Broussais faisait d'un trouble vasculaire la condition nécessaire de toute phlegmasie ; les kératites entraient dans la loi commune. Lorsqu'il fut bien prouvé que la cornée ne possédait pas de vaisseau, on admit :

Deuxième opinion. — La kératite aurait pour point de départ une irritation des éléments anatomiques. Ce furent Kuss de Strasbourg et Wirchow qui cherchèrent à modifier les idées généralement acceptées, en n'attribuant aux désordres circulatoires qu'un rôle secondaire. D'après ces auteurs, cet acte se passe en dehors et sans la participation des vaisseaux, même dans les tissus les plus vasculaires ; dans les organes, comme la cornée, privés de toute circulation, l'état inflammatoire se manifeste sous la forme la plus simple ; ce serait le type de l'inflammation.

Sous l'influence de cette irritation, le contenu des cellules prolifère, elles se segmentent, se pressent les unes sur les autres, se détruisent par le fait d'une compression trop forte et subissent la dégénérescence graisseuse, d'où les opacités (Hiss).

Troisième opinion. — Les vaisseaux de la conjonctive font tous les frais des kératites. Ces vaisseaux empiètent sur la cornée et là, par le fait d'une stase sanguine, ou bien laissent directement passer à travers leurs parois les leucocytes (Conheim) ou bien, ils laissent transsuder un blastème dans lequel les leucocytes se forment de toutes pièces (Robin).

En résumé le trouble survenu dans l'élément propre de la cornée est le caractère le plus frappant des kératites ; aussi est-ce dans l'étude des altérations des cellules cornéennes que l'on doit chercher les particularités qui distinguent les principales variétés de kératites.

Les kératites offrent, entre elles, des différences nombreuses, qui en ont fait admettre plusieurs variétés. Relativement à leur début long et rapide, à leur marche aiguë ou chronique on en a distingué deux formes.

I. *Kératite aiguë.* — La kératite occupe le second rang dans le tableau des maladies oculaires classées par ordre de fréquence. C'est chez les nouveau-nés et les jeunes sujets qu'on l'observe le plus fréquemment. Elle se produirait sous l'influence de causes internes comme la scrofule, le rhumatisme, la goutte, la syphilis. Ces maladies générales ont été données à l'envi et souvent sans réserve omme causes de la kératite.

Les causes externes donnent lieu à la kératite dite traumatique. Les plus ordinaires sont : les plaies, les brûlures, les corps étrangers de toutes sortes qui séjournent dans l'épaisseur de la cornée.

Enfin quand la kératite est consécutive à une inflammation des membranes voisines, elle est dite secondaire par opposition aux cas précédents où elle est primitive.

Symptômes. — Il est nécessaire de diviser la kératite en superficielle, interstitielle et profonde. Mais quels que soit le siège et l'aspect de la kératite elle donne lieu à des troubles fonctionnels spéciaux qui sont la photophobie, le larmoiement, les troubles visuels.

Le plus important de ces symptômes est la photophobie. On a voulu lui donner une valeur pathognomonique, quoiqu'on puisse la rencontrer quelquefois, d'après Fano, dans la conjonctivite et plus fréquemment dans une variété de choroïdite, la congestive. Il consiste dans une impression pénible, douloureuse que ressent le malade toutes les fois que la lumière vient frapper son œil. Les patients ferment à peu près complètement l'œil malade ; il en est qui ne sortent que le soir. La photophobie est plus prononcée chez les jeunes sujets que chez les adultes. De plus on remarque que les affections superficielles, les ulcères de la cornée, déterminent une photophobie plus intense que les opacités de la kératite interstitielle. Comment expliquer ce phénomène ? On admet l'hyperesthésie rétinienne sans lésion apparente de la membrane nerveuse, produite, d'après Bérard, par la congestion des vaisseaux contenus dans le ligament ciliaire ; chaque contraction de l'iris provoquée par la lumière déterminerait, d'après lui, des tiraillements douloureux sur ce ligament.

Kératite superficielle. — Elle comprend les trois variétés suivantes : exulcéreuse, papuleuse, vésiculeuse.

a. — *Kératite exulcéreuse.* — La cornée ne présente souvent aucune altération appréciable et comme on observe une hyperhémie intense de la conjonctive, on peut être induit en erreur et diagnostiquer une simple conjonctivite. Mais en examinant la cornée obliquement on observe un certain dépoli de la membrane. En quelques points elle a perdu son épithélium, il en résulte un aspect pointillé, plus prononcé généralement à la circonférence. La lésion du reste est superficielle. On observe de la rougeur de la conjonctive et une injection périkératique très marquée.

La photophobie est peu prononcée, il n'y a pas de douleurs, quelquefois le larmoiement est abondant. Enfin il est rare de voir la maladie se terminer par un ulcère de la cornée.

b. — *Kératite papuleuse* (phlycténulaire, vésiculeuse, scrofuleuse, pustuleuse). Ces différentes nuances cliniques peuvent être rapportées à deux formes au point de vue anatomique.

La kératite papuleuse est caractérisée par une papule, produit solide qui résulte de la prolifération des éléments histologiques de la cornée ; elle coïncide avec la conjonctivite papuleuse, s'observe chez les enfants lymphatiques. Il se forme sur un point de la cornée une opacité circonscrite, qui bientôt devient saillante. Bientôt l'épithélium s'élimine avec le produit qu'il recouvre et il en résulte une ulcération d'une étendue plus ou moins considérable. Cette ulcération peut affecter différentes formes : elle peut être circulaire, elliptique ou en coup d'ongle (Velpeau).

La rougeur de la conjonctive est un phénomène constant dans cette variété de kératite ; elle est générale ou partielle.

La papule de la cornée siège le plus ordinairement sur la circonférence de cette membrane, elle est le plus souvent unique.

La kératite en fusée, décrite par Bérard, a une marche singulière. Une première papule apparaît sur le bord cornéen et a laissé après elle une petite opacité ; mais, pendant que celle-ci s'organise, une seconde, puis une troisième, suivie de plusieurs autres, apparaissent successivement en se rapprochant du centre de la cornée, qu'elles dépassent pour gagner le côté opposé. Quand l'affection a disparu, la cornée est sillonnée dans un ou plusieurs de ses diamètres par de pareilles opacités.

Les troubles fonctionnels sont très accusés. La photophobie acquiert une intensité plus grande dans la période d'ulcération. Il en est de même des douleurs oculaires qui s'exaspèrent lorsque quelques branches terminales des nerfs ciliaires sont mises à nu. L'écoulement des larmes est alors très abondant. La cicatrisation de l'ulcère a lieu sept ou huit jours après sa formation, la transparence de la cornée n'est pas altérée et les symptômes objectifs disparaissent en même temps. Quelquefois, au contraire, la papule ne s'ulcère pas, elle s'affaisse, s'opacifie ou se résorbe et peut même devenir le point de départ d'abcès superficiels.

c. — *Kératite vésiculeuse* (ulcéreuse de quelques auteurs). Dans cette forme, l'épithélium de la cornée est soulevé par un liquide, très clair, très limpide, en un mot il s'est formée une vésicule transparente. Les vésicules apparaissent indifféremment sur tel ou tel point de la surface de la cornée. Les membranes voisines et le tissu cornéen demeurent intacts autour d'elles, au contraire les phénomènes fonctionnels ont la plus grande acuité dans les parties profondes de l'œil. La photophobie et les douleurs ciliaires sont très vives, la ponction de la vésicule les fait cesser, mais elles reparaissent dès que le liquide se reproduit. A quoi sont dues ces douleurs? La paroi de la vésicule étant constituée non-seulement par l'épithélium antérieur, mais encore, d'après Bowman, par une certaine partie du tissu cornéen, il est probable qu'on doit les rapporter à la compression exercée par le liquide sur les branches des nerfs les plus proches du foyer. Que la vésicule soit ponctionnée ou qu'elle se soit ouverte spontanément, elle laisse après elle un petit ulcère, qui guérit promptement et sans qu'il se forme d'opacité.

Kératite interstitielle (parenchymateuse). — Cette variété peut se terminer par la suppuration et la formation d'abcès dans le tissu de la cornée. Toutefois cette terminaison n'est pas constante et les abcès de la cornée ne sont pas toujours précédés des symptômes de la kératite parenchymateuse.

Au début, cette kératite est caractérisée par une diminution de la transparence de la cornée. Cet état s'aggrave bientôt, le tissu devient terne et à l'éclairage latéral on constate un épanchement entre les lames de la cornée.

Les opacités peuvent se résorber et le tissu cornéen reprendre sa transparence, ou bien elles persistent indéfiniment. Chez certains sujets il s'effectue un travail de suppuration au niveau de la tache, quelquefois même la suppuration envahit toute la cornée.

Dans ces cas graves, l'affection se complique d'iritis, la conjonctive devient rouge, le cercle vasculaire péri-cornéen se développe. Velpeau lui a donné le nom d'anneau sclérotidien. Les symptômes fonctionnels ne sont pas toujours en raison directe de l'intensité de ces altérations. Ils sont constitués par une diminution de l'acuité visuelle, de la photophobie et de la douleur.

II. *Kératite chronique.* — a. *Kératite interstitielle diffuse.* — Elle reconnaît rarement comme cause un traumatisme, elle succède plus habituellement à une kératite aiguë, aux ulcères superficiels et quelquefois elle est spontanée ou primitive. La kératite chronique secondaire succède à des inflammations aiguës ou chroniques de la conjonctive, aux granulations de cette membrane, à la blépharite ciliaire et quelquefois à l'iritis.

Comme la kératite aiguë superficielle elle débute tantôt par le centre, tantôt par la circonférence de la cornée, les altérations sont les mêmes, mais la durée des lésions est plus longue. Peu à peu la cornée s'obscurcit, le tissu cornéen s'infiltre de petites opacités, visibles à l'éclairage latéral. Ces désordres se produisent lentement, mais la marche et la gravité des lésions sont influencées par certaines causes, les granulations de la conjonctive par exemple.

Alors l'épithélium de la lame superficielle tombe, les ulcérations se produisent, leur fond repose tantôt sur une opacité, tantôt sur une portion de tissu encore transparente. A cette période on voit s'accomplir les transformation purulentes des opacités ainsi que les déformations consécutives au ramollissement du tissu de la cornée. Le plus souvent avant l'apparition de ces lésions, la cornée est devenue vasculaire, elle a revêtu la forme propre à la variété que nous allons décrire.

b. — *Kératite chronique vasculaire et pannus.* — La vascularisation de la cornée est toujours précédée d'une altération du tissu. Ses éléments déplacés ou détruits ne peuvent plus résister à l'impulsion des prolongements vasculaires de la conjonctive et de la sclérotique (Broca).

Les altérations n'occupant d'abord que les couches superficielles, on peut constater la transparence des parties profondes et l'intégrité des fonctions de l'iris. L'ensemble des lésions superficielles a reçu le nom de pannus tenuis. Ils s'accompagne de photophobie et quelquefois de blépharites et de granulations.

Les lésions progressent vers la profondeur, si la cause d'irritation persiste. La cornée devient lactescente et se couvre d'opacités. Quelquefois la diminution de la transparence est plus marquée vers le centre. Cette opacité est due à un réseau de vaisseaux très fins, difficiles à suivre, en continuité directe avec le cercle radié péricornéen propre à la kératite. La circulation nouvelle qui s'accomplit dans le pannus a été de la part de Coccius l'objet d'une étude intéressante.

Si l'inflammation fait de nouveaux progrès, la cornée se colore, son tissu se continue avec celui de la sclérotique, elle se recouvre de granulations et paraît recouverte d'une membrane uniquement vasculaire. Cet état constitue le pannus crassus, pannus charnu ou sarcomateux.

Le pannus peut guérir spontanément, les vaisseaux s'effacent, la cornée devient grise et opaque dans une plus ou moins grande étendue.

La cornée peut présenter des ulcérations qui se réparent par du tissu cicatriciel, le pannus a laissé après lui un leucome. Enfin un staphylome peut succéder au ramollissement de la cornée.

La kératite revêt les caractères de la forme chronique, lorsqu'une cause d'irritation est entretenue pendant un certain temps à la surface de la cornée. Chez les individus soumis à une influence diathésique comme la scrofule, l'herpétisme etc., la kératite chronique peut s'établir d'emblée. On l'observe aussi chez les malades atteints de granulations de la conjonctive.

Elle peut aussi reconnaître comme cause le renversement des cils en dedans, l'ectropion, qui expose sans cesse la cornée au contact de l'air. Velpeau, Hutchinson et les Anglais ont mentionné l'influence de la syphilis sur sa production. D'après eux, la syphilis héréditaire serait la cause la plus commune des kératites interstitielles.

ABCÈS DE LA CORNÉE

L'opinion de quelques chirurgiens du commencement de ce siècle, qui niaient la suppuration de la cornée ou qui ne l'admettaient que dans le cas de fonte purulente de la totalité de l'œil, n'est plus soutenable aujourd'hui. Le pus se montre dans la cornée sous deux états : tantôt ses éléments infiltrent le tissu cornéen, tantôt ils se trouvent réunis en amas concrets. Le microscope permet de reconnaître dans ces amas tous les caractères du pus. Ce pus résulterait, d'après Wirchow, de la transformation du tissu de la cornée sous l'influence de l'irritation.

Conheim pense que le pus de la kératite suppurative est fourni par diapédèse. Ce pus ou plutôt les leucocytes qui le composent sortent des vaisseaux du pourtour de la cornée près de l'angle iridien, et si l'appel des corpuscules blancs du sang est, par suite d'une forte irritation cornéenne, très énergique, il arrive forcément qu'une partie des corpuscules en passant le long de l'angle iridien, tombe, à travers le tissu trabéculaire entourant cette région, dans la chambre antérieure, de là hypopion d'une importance d'autant plus grande que l'irritation a été plus vive.

D'après M. le docteur Dehenne, le pus que l'on voit dans la chambre antérieure, provient de deux sources parfaitement distinctes. D'une part, l'ulcération de la cornée gagnant en profondeur, perfore la membrane de Descemet et déverse dans l'humeur aqueuse du pus épais, fibrineux, qui s'entoure bien vite d'une sorte de membrane kystique. Ce pus est toujours en petite quantité. Il pénètre dans la chambre antérieure, directement au niveau de l'ulcération, ou bien avant de perforer le feuillet postérieur de la cornée, il suit un tracé sinueux entre les lamelles de cette membrane. D'autre part, dans toutes les affections de la cornée, l'iris s'enflamme et les vaisseaux iridiens laissent transsuder à travers leurs parois une quantité considérable de globules blancs qui ne tardent pas à remplir la chambre antérieure. La distinction entre ces deux espèces de pus est très facile à faire. A l'éclairage latéral d'abord, on peut suivre très-nettement la traînée purulente qui part du fond de l'ulcération ; elle se termine par un petit magma qui nage dans le pus fluide et morbide. Puis, lorsqu'on fait une paracentèse, immédiatement le pus liquide s'échappe, laissant derrière lui la petite poche purulente, dont le pédicule va se relier à l'ulcération.

L'étiologie des abcès de la cornée est mal définie. Les expériences physiologiques sur les nerfs de la cinquième paire et sur le grand sympathique montrent que c'est dans l'innervation de ces deux nerfs que doivent se concentrer toutes les lois de nutrition de la cornée, et que l'altération de l'un ou l'autre de ces nerfs doit amener, dans certains cas, des perturbations dans la nutrition de cette membrane. Et, en effet, on voit se produire des ulcères de la cornée, avec zona, dans les affections du ganglion de Gasser ; des ulcères et des abcès de la cornée dans le cas de tumeurs qui envahissent la moelle allongée à l'origine de la cinquième paire.

On devra chercher dans l'altération centrale ou périphérique de ces deux nerfs la cause de différentes affections cornéennes. Onimus, Le Fort, Brière (du Havre) ont employé l'électricité, dans le traitement de plusieurs affections oculaires. Les résultats qu'ils ont obtenus prouvent qu'en agissant sur le système nerveux trophique, on régularise la nutrition des membranes de l'œil et qu'on peut amener, progressivement, la résorption d'épanchements morbides et la réparation des parties détruites.

Symptômes. — On doit distinguer en clinique les abcès de la cornée qui sont une des terminaisons de la kératite interstitielle aiguë ou chronique et ceux qui se forment sans inflammation antérieure appréciable. Il en est d'autres qui résultent d'un traumatisme.

Dans la première forme de suppuration on retrouve tous les symptômes propres à la kératite : photophobie, douleurs ciliaires, larmoiement, rougeur de la conjonctive avec injection vasculaire du cercle péricornéen. Le pus apparaît au centre des opacités qui couvrent la cornée ; la tache jaune s'étend, s'unit à une ou plusieurs plaques voisines ; l'abcès est formé.

Son volume est variable. Comparable à celui d'une tête d'épingle ou d'une lentille, il peut occuper le tiers ou la moitié de la cornée. Quand il occupe le voisinage de la circonférence inférieure il affecte la forme d'une demi-lune. Dans ce cas il prend le nom d'onyx, à cause de sa ressemblance avec la plaque blanche qu'on observe près de la racine de l'ongle. Pour le distinguer de l'hypopion, avec lequel il a été confondu, il faut faire incliner la tête du malade sur l'une ou l'autre épaule. Dans l'hypopion le pus se déplace et gagne le point le plus déclive de la chambre antérieure ; dans l'onyx on n'observe jamais de déplacement.

Dans la seconde forme de suppuration de la cornée (infiltration indolente de Graefe) il n'y a pas de réaction inflammatoire. L'abcès fait de rapides progrès, en surface et en profondeur, l'humeur aqueuse devient purulente et l'iris s'enflamme. Quelquefois la cornée se ramollit entièrement, se nécrose et l'œil se vide.

L'abcès de la cornée peut être occasionné par un traumatisme souvent léger, mais sur un œil déjà altéré soit par l'influence du surmenage, comme le veut M. le Dr Dehenne, soit par un larmoiement chronique, suivant l'opinion émise le mois dernier par M. le Dr Pechdo (de Villefranche). La maladie débute par un abcès en apparence bénin, auquel succède très rapidement un ulcère ou un abcès à marche progressive. La terminaison ordinaire est la destruction complète de la cornée ; la maladie a pour type la kératite des moissonneurs.

Symptômes et marche. — Les malades font presque toujours remonter à un traumatisme le commencement de leur maladie. Tantôt c'est une chute sur une gerbe ou bien le frôlement d'un épi contre le globe oculaire, ou bien encore l'introduction sous la paupière par le vent d'une barbe d'épi ; tantôt c'est un corps quelconque qui a contusionné l'œil, une branche d'arbre, une épine. Quoi qu'il en soit, la blessure revêt rapidement, en moins de 24 heures, un caractère de gravité exceptionnelle. Au point de contact du corps vulnérant, la cornée s'ulcère et au pourtour de l'ulcération elle prend une coloration blanc-jaunâtre dont la teinte se fonce de plus en plus. Du pus se forme rapidement et infiltre les lamelles de la cornée ; le fond de l'ulcération se remplit aussi de globules purulents qui se creusent un passage d'avant en arrière dans le tissu cornéen, et arrivent ainsi jusqu'à la membrane de Descemet. En même temps l'humeur aqueuse louchit et la chambre antérieure ne tarde pas à se remplir de pus.

Derrière la masse blanc-jaunâtre et à travers les interstices du pus interlamellaire, on aperçoit l'iris changé de couleur et contracté au maximum. L'injection périkératique est très-accusée. La conjonctive est enflammée, le malade souffre beaucoup. S'il ne reçoit pas des soins rapides, la cornée ne tarde pas à s'infiltrer dans sa totalité ; elle se ramollit et se nécrose. Il se fait une énorme perforation ana-logue à celle que produisent les abcès blennorrhagiques ; l'œil se vide et est perdu à tout jamais.

Une terminaison relativement heureuse a lieu quelque-fois après un ulcère ; la perforation de la cornée ayant été produite rapidement, perforation dans laquelle l'iris s'est engagé, il se produit une fistule par où s'écoule l'humeur aqueuse, continuellement ou par intermittence. La hernie de l'iris ne tarde pas à produire une occlusion complète de la pupille, à cause de la position centrale de l'ouverture cornéenne ; mais en même temps que la fistule s'établit la nécrose de la cornée s'arrête. Après quelques jours, l'ulcère prend un meilleur aspect, il se transforme en ulcération simple tendant à la cicatrisation ; l'hypopion disparaît, l'in-flammation se calme, les douleurs diminuent et enfin l'infil-tration cornéenne se dissipe. Il est possible plus tard de pratiquer une pupille artificielle.

Il est permis de croire que c'est l'observation d'un de ces cas où la destruction de la cornée a été arrêtée par l'établissement d'une fistule qui a mis Sæmish sur la voie de son opération, dont le mécanisme n'est autre chose que la formation d'une ouverture permanente de la cornée, d'une fistule en un mot, sans hernie de l'iris.

TRAITEMENT

On doit employer le collyre de sulfate neutre d'ésérine au titre de 1 sur 200 d'eau distillée. Quelques oculistes pour le conserver plus longtemps et retarder la transformation de l'ésérine en hydroésérine, l'acidulent avec quelques gouttes d'acide sulfurique. Dans ces conditions le collyre perd sa neutralité et acquiert une action topique irritante. Il suffit d'en ordonner une petite quantité qui est consommée vers le dixième jour, la solution se conserve bien sans qu'il soit nécessaire de l'aciduler.

L'instillation du collyre se fait au moins trois fois par jour, le matin, à midi et le soir.

Le collyre d'ésérine est contre-indiqué dans les formes suivantes de kératite :

1° Dans les affections superficielles de la cornée : kératites vésiculeuses, et phlycténulaires (herpès cornéen), kératites superficielles pannueuses, kératites tracomateuses en général, kératites en bandelettes.

Ces affections sont justiciables de l'atropine et de la pommade jaune, l'ésérine amènerait presqu'infailliblement des complications comme le prouvent les observations suivantes :

Observation I

Publiée dans la *France Médicale* de 1879, n° 104 et communiquée à la *Société de Médicine pratique* par M. le Dr Dehenne.

Madame A. S. se présente à ma clinique au mois d'octobre dernier. Elle est âgée de 52 ans et habite la campagne des environs de Paris. Depuis cinq jours elle est soignée par un des oculistes les plus en renom de la capitale, mais elle souffre tellement qu'elle vient me demander conseil.

Elle a mal aux yeux depuis deux mois. Depuis quinze jours surtout l'œil gauche la tourmente beaucoup, c'est ce qui l'a décidée à venir me consulter. Le confrère avait incisé les points lacrymaux des deux côtés, passé une petite sonde de Bowman et instillé de l'ésérine dans l'œil gauche. La malade avait répété ces mêmes instillations trois fois par jour. Depuis ce moment les douleurs oculaires et périorbitaires étaient devenues insupportables. La conjonctive était très-enflammée, injection périkératique intense, décoloration de l'iris, pupille extrêmement rétrécie, bulbe oculaire douloureux à la pression. A l'éclairage latéral, deux petits abcès occupant la partie inférieure de la cornée. L'existence d'une iritis intense n'était pas douteuse.

J'instillai aussitôt quelques gouttes d'une forte solution d'atropine qui me permit de constater la formation de synéchies postérieures multiples, très-résistantes en bas, synéchies que je n'hésite pas à mettre sur le compte de l'ésérine. J'ordonnai à ma malade des instillations répétées d'atropine, du sulfate de quinine (0,40 tous les soirs), des compresses de camomille chaudes et un petit vésicatoire volant à la tempe gauche. Le lendemain elle était très-soulagée, la nuit avait été bonne. Il restait encore une synéchie inférieure que je ne désespérai pas de rompre. Huit jours après, en effet, la pupille était bien dilatée dans toute sa périphérie. L'œil avait repris sa consistance normale. Des abcès il n'en était plus question. Les accidents produits par l'ésérine étaient conjurés.

OBSERVATION II (personnelle)

Louise G., âgée de huit ans, d'une constitution éminemment scrofuleuse, est amenée à la Clinique le 24 juin 1879. Elle a été soignée par un médecin qui lui a ordonné des instillations au collyre d'ésérine. Au milieu du quart supéro-externe de la cornée droite, existe un ulcère en cupule d'un millimètre et demi de diamètre et d'environ un demi-millimètre de profondeur, parfaitement disposé pour y loger une tête d'épingle.

Douleurs oculaires et périorbitaires intenses. Hyperhémie de la conjonctive, injection périkératique. L'iris est décoloré, la pupille rétrécie. Dureté du globe oculaire.

Instillation de quelques gouttes d'atropine. On constate la présence de plusieurs synéchies postérieures.

Instillations répétées d'atropine, sulfate de quinine, compresses d'eau de camomille chaudes, vésicatoire volant à la tempe. Dès le lendemain amélioration sensible, les douleurs oculaires ont diminué. Les synéchies existent toujours; elles disparaissent après douze jours de traitement.

OBSERVATION III (*personnelle*)

Joseph, L. âgé de 41 ans, tailleur de pierres, se présente
à la Clinique à la fin du mois d'octobre. Comme dans les
deux cas précédents l'ésérine a été employée à contre-temps
pour des abcès superficiels de la cornée. Depuis ce moment
il souffre énormément. Inflammation très-marquée de la
conjonctive, injection périkératique intense. L'iris a perdu
sa coloration normale, rétrécissement considérable de la
pupille. A la pression l'œil gauche est dur et douloureux.

La pupille dilatée par l'instillation de quelques gouttes
d'une solution d'atropine, laisse apercevoir de nombreuses
synéchies postérieures.

Le traitement ordinaire est institué : instillations répétées
d'atropine, sulfate de quinine, compresses d'eau de camomille chaudes, vésicatoire volant à la tempe.

Le lendemain le malade ne se présente pas à la consul-
tation. Le surlendemain on constate que les douleurs ont
diminué.

Le malade a recouvré le sommeil. Les synéchies persistent, elles sont multiples et très-résistantes. Après une se-
maine de traitement les douleurs ont complètement cessé,
la pupille est dilatée au maximum, les synéchies existent
toujours.

Le 4 décembre, le malade revient à la Clinique avec tous
les symptômes de l'iritis. M. le docteur Dehenne pratique
avec succès une iridectomie libératrice.

M. le docteur Dehenne n'hésite pas à mettre les syné-

chies sur le compte de l'ésérine. On sait avec quelle fa-
cilité les abcès ou les ulcérations de la cornée s'accompagnent de phénomènes inflammatoires du côté de l'iris,
soit que l'iris s'enflamme par propagation, soit qu'il se dé-
clare une iritis de même ordre étiologique que l'abcès cornéen (iritis strumeuse d'emblée). Autrefois en présence d'un
abcès de la cornée avec ou sans menace d'iritis, la première
préoccupation de chirurgien était de dilater largement la
pupille.

Les propriétés de l'atropine étaient mises en jeu ; à plus
forte raison instillait-on l'atropine lorsque l'iris était mani-
festement enflammé, car on n'ignorait pas que les synéchies postérieures sont une cause de danger perpétuel pour
l'organe de la vision. Les synéchies prédisposent aux irido-
choroïdites les plus intenses et peuvent même devenir le
point de départ d'accidents sympathiques. La femme y est
plus exposée que l'homme (rapports pathologiques de l'œil
et de l'utérus. *Recueil d'ophtalmologie*, septembre 1879).

En instillant l'ésérine on court de gaîté de cœur au
devant de ces synéchies et on les produit presque à coup
sûr, car il est bien rare, et ceci est d'observation journa-
lière, qu'une inflammation un peu vive de la cornée ne
s'accompagne pas tout au moins d'une hyperémie de
l'iris. De l'hyperémie à l'iritis confirmée il n'y a qu'un pas
et ce pas est facilement franchi.

2° Dans les kératites exulcéreuses où l'œil n'est pas me-
nacé de perforation et dans les infiltrations purulentes superficielles et limitées de la cornée.

Ces affections doivent êtres traitées par l'atropine, la paracentèse de la chambre antérieure et l'application d'un

bandeau compressif, ou bien encore par la cautérisation ignée.

Ce procédé nouveau, employé pour la première fois par le docteur Martinache à San-Francisco pour le traitement d'ulcères cornéens rebelles aux procédés ordinaires, est surtout préconisé en France par M. le docteur Gayet de Lyon. L'application du cautère actuel aux ulcères de la cornée détermine une guérison très rapide. Ce procédé n'est pas douloureux, le feu est mieux supporté qu'aucun autre caustique. Convaincu par l'expérience de l'innocuité de ce moyen, le docteur Martinache a été conduit à en faire l'essai dans un cas de kératite parenchymateuse, il en a obtenu d'excellents résultats.

Nous n'avons pas vu employer la cautérisation ignée chez M. le docteur Dehenne. Nous pensons que la manœuvre du fer rouge doit être délicate. Si simple que soit l'appareil instrumental qui se résume en une lampe à alcool, un stylet de trousse ou une aiguille à tricoter, il y a un désidératum : le temps de chauffer le stylet constitue un moment d'attente, parfois désagréable pour le médecin et le malade. Le galvano-cautère, le cautère à gaz, modifiés *ad hoc* pourraient être essayés. En somme ce traitement ne nous paraît pas être à la portée de tous les praticiens et n'être applicable que dans les grands centres d'ophtalmologie.

Le collyre d'ésérine est indiqué :

1° Dans tous les cas où l'ulcération cornéenne devient phagédénique, où la cornée s'infiltre profondément et menace d'être perforée rapidement sur une large surface.

2° Dans les cas où la perforation s'est faite, pour arrêter

la marche de l'infiltration et conserver le plus de cornée possible.

Dans le cas suivant il y avait perforation traumatique de la cornée, avec hernie de l'iris, suppuration du tissu cornéen et hypapien. La petite malade en question doit à l'ésérine d'avoir conservé un œil à un moment donné fort compromis.

Observation IV

Publiée par M. le docteur Dehenne dans le Moniteur de la policlinique du 13 avril 1879.

Louise G..., âgée de 12 ans, m'est amenée à la clinique dans les derniers jours de décembre. Deux jours auparavant, en jouant dans un jardin, elle était tombée la face contre terre et son œil droit avait porté contre une branche d'arbre peu flexible. Sur le coup elle avait ressenti une violente douleur ; l'œil était devenu rapidement très rouge. Un pharmacien consulté avait ordonné un collyre quelconque, et voyant qu'après 48 heures le médicament prescrit n'avait produit aucun effet, il m'avait adressé la petite malade.

Quand je la vis pour la première fois, les paupières étaient rouges et tuméfiées. En les écartant on apercevait tout d'abord les conjonctives palpébrale et bulbaire injectées, et sécrétant du pus en assez grande abondance. La cornée présentait, un peu au-dessus du diamètre horizontal, une large perforation, à travers laquelle l'iris faisait hernie. Toute la partie inférieure de la cornée avait perdu sa

transparence ; la branche d'arbre y avait laissé de nombreuses traces de son passage. Le tiers inférieur de la
chambre renfermait du pus et les bords de la perforation
commençaient à suppurer. Le cristallin ne me parut pas
atteint. Je fis l'excision de l'iris hernié et j'instituai immédiatement le traitement classique (instillations répétées
d'atropine, compresses de camomille chaudes, bandage
compressif). La petite malade au repos souffrait peu. Le
lendemain, la hernie iridienne avait déjà de la tendance à
se reproduire. L'hypopion avait plutôt augmenté.

La sécrétion conjonctivale était toujours très abondante.
Le traitement fut continué pendant huit jours sans le
moindre succès. Même la partie de la cornée, située au-
dessous du diamètre horizontal, et qui, au début, avait
conservé sa transparence, devenait trouble et avait de la
tendance à s'agrandir par ulcération et suppuration de ses
bords. De plus la cornée commençait à proéminer en avant
c'est alors que je me décidai à employer l'ésérine.

Je fis d'abord une nouvelle incision de l'iris hernié et
j'ordonnai quatre instillations par jour du collyre suivant :

> Sulfate neutre d'ésérine . . . cinq centigr.
> Eau distillée . . . . vingt grammes

Les compresses chaudes furent continuées.

Dès le surlendemain (malheureusement je ne pus pas
voir la malade le lendemain), la sécrétion conjonctivale
était diminuée de moitié et l'hypopion avait disparu de la
chambre antérieure.

La hernie iridienne ne s'était pas reproduite et il n'y
avait plus de pus autour de la perforation. Cinq jours

après, la cornée dans sa moitié inférieure avait repris sa transparence, et je constatai avec plaisir l'affaissement du cône qu'elle commençait à former.

La guérison marcha rapidement et à la fin de janvier je pratiquai à Louise G..., une pupille artificielle. Le cristallin n'avait pas été touché. Aujourd'hui elle possède une excellente vision de cet œil dont je commençais à désespérer avant l'emploi du collyre à l'ésérine.

Cette observation confirme l'opinion de Weber qui recommande l'ésérine dans le staphylome cornéen, la cornée conique, le prolapsus de l'iris, dans le kératocèle et les perforations cornéennes périphériques. En pareil cas, en effet on obtient des cicatrices plates au lieu de distension staphylomateuse.

Observation V

Communiquée à la Société de médecine pratique le 7 octobre 1880,
par M. le docteur Déhenne

Eugène H..., âgé de 40 ans, vient à ma clinique le 21 août. Deux jours auparavant, en travaillant dans les champs, il s'est blessé à l'œil avec un fétu de paille. C'est un paysan à apparence robuste. Il est d'une nature sobre, mais depuis un mois, il a énormément travaillé. Depuis le moment de sa blessure il a beaucoup souffert. Il lui a été impossible de reposer un seul instant. Ses paupières ne présentent rien de particulier.

La conjonctive est rouge. La cornée a dans toute son étendue une teinte louche. Au centre même on voit une

ulcération à bords déchiquetés, entourée d'une infiltration
purulente. Le fond de l'ulcération est rempli de pus. Au-
dessus de celle-ci, on distingue deux dépôts interlamellaires,
n'ayant aucun lien de communication avec l'ulcération centrale. La chambre antérieure est à moitié remplie de pus ;
une petite masse purulente, enkystée se continue par une
sorte de pédicule avec le fond de l'ulcération et nage dans
un pus liquide et parfaitement mobile. La pupille est contractée, l'iris a une couleur feuille morte. La pression du
globe de l'œil est douloureuse. L'injection périkératique
est très intense. Le malade se plaint de violentes douleurs
circumorbitaires, s'irradiant jusqu'en arrière de la tête.

Prescription. — Cinq sangsues à la tempe droite ; toutes
les deux heures, collyre à l'atropine et application de compresses d'eau de camomille chaudes sur l'œil. Le lendemain le malade souffrait moins, mais le pus de la chambre antérieure avait augmenté, et la cornée était plus infil-
trée. Je fis immédiatement une paracentèse qui donna
immédiatement issue à un pus liquide. Pour ne pas compli-
quer le traumatisme je laissai en place la petite poche kystique. L'ésérine remplaça l'atropine et je fis ajouter à l'eau
de camomille, une forte solution phéniquée. Le lendemain
l'infiltration de la cornée avait notablement rétrocédé. Il y
avait encore un peu de pus dans la chambre antérieure.
Pour l'évacuer il me suffit d'entrebâiller avec un stylet
mousse les lèvres de la plaie faite la veille. L'hypopion, du
reste, ne se renouvela plus. Je continuai à ne pas m'occuper de la petite masse pédiculée qui disparut au bout de
quelques jours. Ce traitement fut continué pendant quinze
jours. Aujourd'hui la cornée a repris sa transparence dans

la plus grande partie de son étendue. Au centre, il reste une opacité, cicatrice de l'ulcération. La pupille est contractée, des synéchies postérieures la rattachant à la cristalloïde antérieure.

Dans ces cas, il convient d'attendre avant de pratiquer une iridectomie. On laisse se refaire complètement la santé générale, et le malade et l'œil se trouvant dans de bonnes conditions, on opère avec presque certitude de succès. D'un autre côté il ne faut pas attendre trop longtemps, car les synéchies postérieures peuvent par elles-mêmes être le point de départ de rechutes d'irido-choroïdites. L'iridectomie a dans ce cas un double avantage ; elle crée un passage aux rayons lumineux et par le traumatisme qu'elle provoque, elle exerce une action favorable sur la résorption de l'opacité.

Observation VI (*personnelle*).

Émilie C... âgée de 30 ans, se présente à la clinique le 24 août dans des conditions analogues. Depuis le moment où son œil a été blessé, elle a beaucoup souffert. L'accident ne date que de quarante-huit heures et cependant l'hypopion remplit les trois quarts de la chambre antérieure et la cornée commence à s'infiltrer dans cinq ou six points différents. Le globe oculaire est très douloureux à la pression. Dès son arrivée à la clinique, M. le docteur Dehenne pratiqua une paracentèse et instilla de l'ésérine. Le pus liquide fut évacué facilement, le pus enkysté ne s'écoula pas.

Le 25 août. — Légère reproduction de l'hypopion, évacué en désunissant les lèvres de la plaie. Pansement antiseptique comme la veille.

Le 26. — Diminution très notable de l'infiltration de la cornée, qui par places tend à reprendre sa transparence. A partir de ce moment l'amélioration ne se démentit pas, et aujourd'hui il ne reste qu'un leucôme central avec des synéchies postérieures. Ici l'iridectomie est encore plus nécessaire que dans le cas précédent, car chez la femme, la moindre perturbation menstruelle peut amener, comme nous avons déjà eu l'occasion de le dire, des irido-choroïdites graves, les adhérences agissant comme cause prédisposante.

Observation VII (personnelle)

Louis B... garçon de ferme, âgé de 18 ans. Tempérarament sanguin, constitution robuste. Se présente à la clinique le 1er septembre. Il présente à la partie supéro-externe de la cornée droite une ulcération à fond grisâtre, en demi-cercle qui a détruit la lame élastique antérieure. Il se plaint de douleurs intolérables siégeant dans les régions sus ou sous-orbitaires, s'irradiant dans la tête du côté de l'œil malade. Il ne mange plus, ne dort plus et présente une fièvre assez intense. Il dit avoir été blessé en voulant recevoir dans les bras une botte de paille que lui lançait son compagnon de travail.

L'examen de l'œil ne laisse pas de doute sur la gravité du mal ; la paupière est enflée, l'œil est injecté, la cornée, entourée d'un chémosis, apparaît terne autour de la perte de substance agrandie ; un exsudat tapisse sa face interne ; l'hypopion occupe le tiers ou plus de la chambre antérieure, la vue est presque nulle.

La paracentèse fut pratiquée. Même évacuation facile du pus liquide et rétention du pus enkysté. Le lendemain le pus qui s'était reproduit en petite quantité fut évacué de nouveau. Un pansement antiseptique fut appliqué sur l'œil malade ; trois jours après la cornée tendait à reprendre sa transparence, l'infiltration avait très-notablement diminué.

Depuis l'amélioration s'affirma tous les jours et bientôt il ne resta plus qu'une opacité à la place de l'ulcération. La pupille était contractée, rattachée à la cristalloïde antérieure par des synéchies postérieures.

La cautérisation ignée de la cornée et l'opération de Sæmish donnent aussi de beaux résultats dans l'ulcus serpens. Nous avons déjà parlé de l'application du cautère actuel au traitement des affections cornéennes, il nous reste à dire deux mots de la transfixion de la cornée.

L'opération de Sæmish consiste, on le sait, à introduire un couteau de Græfe dans la chambre antérieure à un millimtère du bord de l'ulcère et dans le tissu sain. On fait la contre ponction du côté opposé et de la même manière, à un millimètre environ du bord de l'ulcère ; puis par un mouvement de va et vient on sectionne les tissus altérés.

Un bandage compressif est alors appliqué et toutes les vingt-quatre heures, à l'aide d'un stylet mousse on rouvre la plaie en permettant ainsi de s'écouler au dehors à l'humeur aqueuse qui entraine avec elle le pus et les substances toxiques.

M. le docteur Pechdo abandonne l'usage du stylet recommandé par l'auteur de la méthode et le remplace par le couteau de Graefe qui a servi à faire la kératotomie. Avec le stylet en effet on est obligé d'exercer souvent une certaine pression sur le globe oculaire pour rouvrir la plaie ; on est moins sûr d'entrer doucement dans la chambre antérieure, surtout avec un malade indocile ; on risque, la résistance étant subitement vaincue, de blesser le cristallin ou de voir l'humeur aqueuse sortir trop brusquement et entraîner l'iris. De plus, les bords de la plaie sont contusionnés avec le stylet beaucoup plus qu'avec le couteau de Graefe, et s'il résulte de cette modification la nécessité d'introduire chaque fois l'écarteur, on y gagne une plus grande sûreté de main et un avantage pour le malade par la diminution du leucome cicatriciel final. La kératotomie amène la guérison en permettant un nettoyage fréquent des bords de l'ulcère, en produisant une détente favorable dans la pression oculaire, en évacuant l'hypopion.

Il ne nous appartient pas d'établir un parallèle entre l'ésérine, la cautérisation ignée et l'opération de Sæmish, au point de vue de leur valeur relative dans le traitement des kératites et des abcès de la cornée. Ces deux opérations donnent d'excellents résultats lorsqu'elles sont faites par des praticiens exercés. L'ésérine en instillations constitue un moyen plus simple, moins douloureux et surtout moins effrayant pour le malade. A ce titre elle est recommandable comme un moyen d'attente, pour parer à des inconvénients graves et imminents comme la perforation en masse de la cornée. Si la réaction inflammatoire est très-violente, on ordonne l'application sur la tempe du côté malade de cinq à six sangsues et on applique sur l'œil blessé des compresses tièdes phéniquées. En même temps on recommande le repos absolu et on institue un traitement reconstituant. Lorsque tout est rentré dans l'ordre, pour rendre à l'œil une vision nette, on pratique en bas et en dedans une iridectomie optique. Si l'insuffisance de l'outillage, l'appréhension d'une opération insolite retiennent le médecin, il engagera son malade à se rendre dans les cliniques où se pratiquent journellement les opérations oculaires.

CONCLUSIONS

L'ésérine possède des qualités qui peuvent être résumées dans les propositions suivantes :

1° Réduction de la pression intra-oculaire.

2° Diminution de la sécrétion conjonctivale par contraction des vaisseaux.

3° Réduction de la diapédèse en général.

Cet exposé théorique permet-il de conclure qu'à l'avenir l'ésérine est appelée à remplacer l'atropine dans le traitement des affections cornéennes ? Nous ne le pensons pas. A notre avis, dans les abcès simples de la cornée, dans certaines formes de kératites phlycténulaires pustuleuses, ou vasculaires, l'ésérine est absolument contre-indiquée. Même dans les cas les plus simples, l'iris n'est jamais complètement indemne. L'ésérine contracte la pupille, des synéchies postérieures se forment qui plus tard nécessiteront une iridectomie optique et antiphlogistique, et tout cela pour une affection bénigne, à laquelle il aurait suffi pour guérir, d'un peu d'atropine et de quelques grains de pommade au précipité jaune. Dans les kératites graves, au contraire, l'ésérine donne des résultats merveilleux.

Partant de ce fait, que nous croyons irrécusable, que l'ésérine employée dans une affection cornéenne, amène toujours à sa suite des synéchies postérieures, nous examinons si l'affection cornéenne est supérieure en gravité aux synéchies qui se formeront, et à l'iridectomie qui en sera la conséquence obligée. Si oui, il n'y a pas à hésiter : il faut faire instiller toutes les deux heures 4 ou 5 gouttes d'un collyre à l'ésérine au 1/400. Sinon, on remplacera l'ésérine par l'atropine.

Il ressort de cette discussion qu'on doit se mettre en garde contre les exagérations des deux camps et rendre à l'atropine et à l'ésérine la part qui leur revient dans le traitement des affections ulcéreuses et suppuratives de la cornée.

INDEX BIBLIOGRAPHIQUE

De Wecker. — Esérine emploi comparatif. Thérapeutique oculaire et Annales d'oculistique, février 1877.

Galezowski. — Recueil d'ophtalmologie, 1879.

Poolez. — Archives de Médecine de New-York, 1879.

Grand-Clément. — Lyon Médical, 2 mars 1879.

Laqueur. — Annales d'oculistique, tome 77.

Mohr. — Annales d'oculistique, tome 79.

Dehenne. — Moniteur de la policlinique, 13 avril 1879.

Weber. — Annales d'oculistique, tome 79.

Reuss. — Annales d'oculistique, tome 80.

De Wecker. — Bulletin général de thérapeutique, 30 avril 1878.

Laqueur. — Annales d'oculistique, tome 80.

Gélis. — Thèse de Paris, 1879.

Le Guaita. — Recueil d'ophtalmologie, mars 1880.

Dehenne. — France Médicale, 1879.

Menier. — Marseille Médical, vol. XVI.

Fitz-Gérald. — Thèse de Paris, 1880.

Sikora. — Ulcères rongeants de la cornée. Thèse de Paris, 1880.

Coursserant. — Progrès Médical, 12 octobre 1878.

Martinache. — De la cautérisation ignée. Annales d'oculistique, tome 80.

Carré. — Gazette d'ophtalmologie. Traitement des kératites.

Pechdo. — Abcès ulcéré progressif de la cornée. France Médicale, février 1881.

Mengin. — Indications de la paracentèse. Recueil d'ophtalmologie.

Rabuteau. — Éléments de thérapeutique et de pharmacologie.

O. Lannelongue. — Nouveau dictionnaire de médecine et de chirurgie pratiques.

Dehenne. — Kératite des Moissonneurs. Influence du surmenage sur la marche des traumatismes de la cornée.

Imp. A. DERENNE, Mayenne. — Paris, boul. Saint-Michel, 52.

Imprimerie A. DERENNE, Mayenne. — Paris, boulevard Saint-Michel, 52.

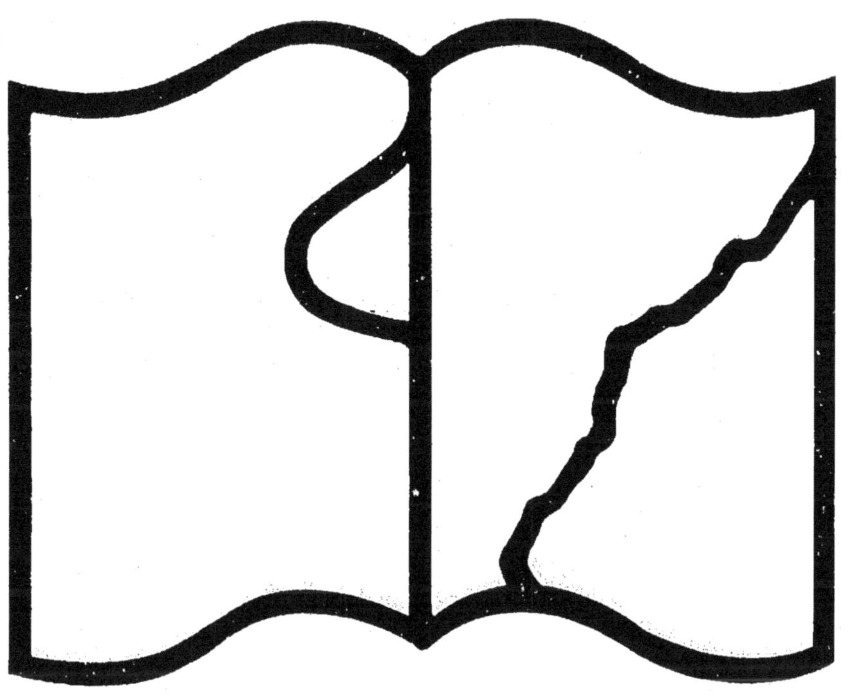

Texte détérioré — reliure défectueuse

NF Z 43-120-11

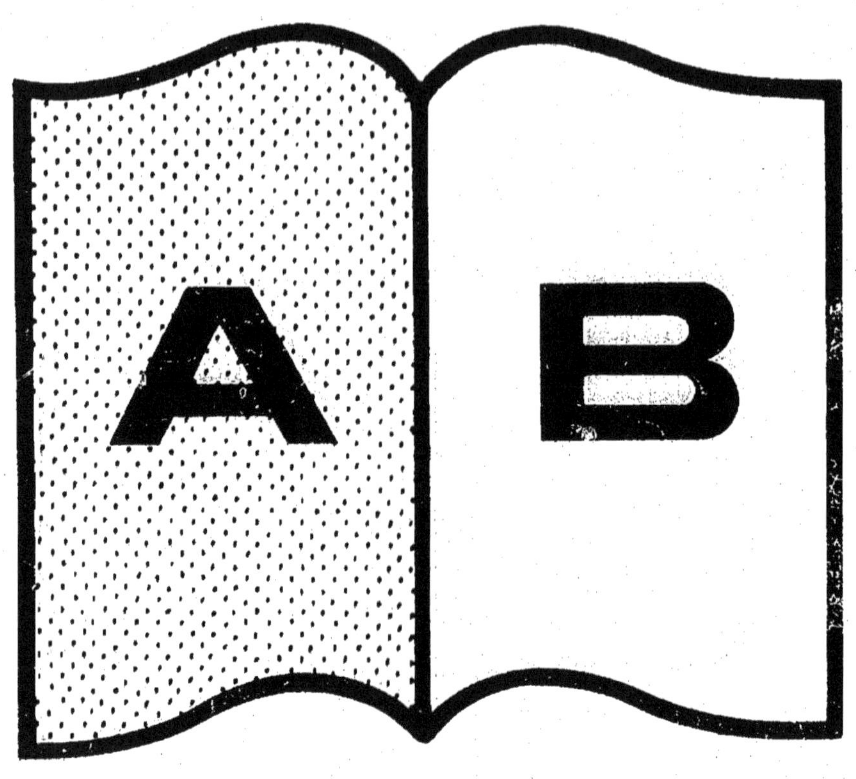

Contraste insuffisant

NF Z 43-120-14